AF308124

Nouha Farhat

**Isquémia da medula espinal**

Nouha Farhat

# Isquémia da medula espinal

ScienciaScripts

**Imprint**
Any brand names and product names mentioned in this book are subject to trademark, brand or patent protection and are trademarks or registered trademarks of their respective holders. The use of brand names, product names, common names, trade names, product descriptions etc. even without a particular marking in this work is in no way to be construed to mean that such names may be regarded as unrestricted in respect of trademark and brand protection legislation and could thus be used by anyone.

Cover image: www.ingimage.com

This book is a translation from the original published under ISBN 978-620-6-71721-8.

Publisher:
Sciencia Scripts
is a trademark of
Dodo Books Indian Ocean Ltd. and OmniScriptum S.R.L publishing group

120 High Road, East Finchley, London, N2 9ED, United Kingdom
Str. Armeneasca 28/1, office 1, Chisinau MD-2012, Republic of Moldova, Europe
Printed at: see last page
**ISBN: 978-620-7-90430-3**

# Índice

# INTRODUÇÃO

O enfarte medular (IM) é grave e raro. Representa 5-8% das mielopatias agudas e aproximadamente 1-2% das patologias neurológicas de origem vascular [1]. O diagnóstico baseia-se num quadro clínico sugestivo e na ressonância magnética (RM).

Graças à evolução tecnológica, a RM tornou-se cada vez mais eficaz, nomeadamente em termos de diagnóstico, principalmente graças ao desenvolvimento das sequências de difusão.

No entanto, a acessibilidade limitada dos vasos medulares às investigações continua a ser uma desvantagem no diagnóstico etiológico. A esta dificuldade diagnóstica junta-se a escassez e a falta de orientações terapêuticas e um prognóstico funcional que permanece mal compreendido, sem consenso sobre os factores de prognóstico, o que reflecte a imprevisibilidade da evolução.

Esta patologia continua, portanto, a ser um tema atual e controverso, daí o interesse do nosso estudo para enriquecer o debate e compreender melhor esta grave patologia.

Os objectivos do nosso estudo são os seguintes

-Identificar as causas mais raras de enfarte do miocárdio.

-Atualização da gestão do enfarte do miocárdio

-Determinar os factores de prognóstico e as complicações do enfarte do miocárdio.

# MATERIAIS E MÉTODOS

## 1. Descrição do estudo

Este é um estudo retrospetivo que inclui todos os doentes seguidos no Serviço de Neurologia do CHU Habib Bourguiba-Sfax durante um período de 23 anos e 14 anos no Serviço de Neurologia do CHU Sahloul-Sousse em que o diagnóstico de enfarte do miocárdio foi mantido.

Recolhemos as características clínicas, para-clínicas e terapêuticas de todos estes doentes e os seus resultados.

## 2. Materiais de estudo :

## 2.1. Critérios de inclusão

Doentes hospitalizados nos serviços de Neurologia do CHU Habib Bourguiba-Sfax de 1992 a 2018 e do CHU Sahloul-Sousse de 2004 a 2018 por enfarte do miocárdio.

- O diagnóstico de enfarte do miocárdio baseou-se num quadro clínico compatível, na ausência de outra causa, associado ou não a uma RMN com sinais de enfarte do miocárdio nas sequências sagitais T1 e T2 com cortes axiais T1 e T2 centrados nos pisos em causa. A RM podia também incluir sequências FLAIR, difusão e T1 com injeção de gadolínio.

## 2.2. Critérios de não-inclusão

Os critérios de não inclusão incluíam qualquer argumento anamnésico, clínico e/ou radiológico a favor de um diagnóstico diferencial, como por exemplo :
- Mielite inflamatória ou infecciosa.
- Patologia do tumor medular.
- Malformação vascular da medula espinal (malformação arteriovenosa, fístula dural, cavernoma, etc.).
- Hematomielia

## 2.3. Recolha de dados

Os dados demográficos e clínicos foram recolhidos a partir de observações médicas constantes do registo hospitalar de cada doente.

A recolha de dados incluiu :

- Dados demográficos :

* a idade do doente no momento do episódio isquémico

* sexo

- Dados clínicos :

*História pessoal

* Manifestações clínicas

* o quadro semiológico :

-Infarto no território da artéria espinal anterior

-Infarto das artérias espinais posteriores

-Síndrome de Sequard castanho

-Infarto transversal total,

-Infarto centromedular

-Infarto do cone terminal.

*O nível da lesão: cervical, dorsal e lombossacral

* a etiologia suspeita do enfarte do miocárdio

* a presença de factores de risco vascular: hipertensão arterial, diabetes, colesterol elevado, tabagismo

* tratamento

* evolução: os dados foram recolhidos dos registos médicos de acompanhamento de cada doente

Os números dos doentes são respeitados nos vários quadros e no texto.

**Estatísticas**

Os resultados dos dados descritivos (características demográficas e clínicas de cada grupo) foram expressos em média com extremos para os valores numéricos e em percentagem para as frequências.

# RESULTADOS

Reunimos 19 pacientes que se apresentaram com IM entre 1993 e 2018.

## 1. Dados demográficos dos doentes

A idade média dos doentes era de 53 anos (mediana de 64), variando entre 13 e 81 anos.

A população era constituída por 8 mulheres (42,11%) e 11 homens (57,89%).

Treze pacientes foram hospitalizados no CHU Habib Bourguiba, em Sfax, e 6 no CHU Sahloul, em Sousse.

## 2. Dados clínicos

O início dos sintomas neurológicos foi descrito como abrupto e imediatamente máximo em 14 doentes (73,68%). Para um doente, tratava-se de um défice observado ao acordar. Em 3 doentes, os sintomas evoluíram gradualmente ao longo de uma média de 25,6 horas. A duração máxima do início dos problemas neurológicos foi de 72 horas num doente.

O sintoma mais frequente foi o enfarte do território da artéria espinal anterior em 16 casos (completo em 7 doentes, ou seja, 37%). 3 doentes apresentaram um enfarte parcial da artéria espinal anterior (síndrome de Brown sequard). O comprometimento motor foi isolado em 4 casos. Os distúrbios esfincterianos foram do tipo retenção (7 casos). 9 dos nossos doentes (47,36%) tomavam laxantes.

O início foi marcado por dor aguda na coluna e/ou radicular, que precedeu o início do défice neurológico em 7 casos. Um doente continuou a sofrer destas dores fortes aquando da alta hospitalar. O défice era total em 14 casos e parcial nos restantes. 9 dos nossos doentes sofriam de obstipação, ou seja, 47,36% tomavam laxantes no momento do internamento.

As perturbações sensoriais espinotalâmicas com um nível sensorial foram reveladas em (10 casos). Apenas em 3 pessoas foi detectada uma perturbação da sensibilidade vibratória.

A Tabela I apresenta os dados demográficos e clínicos de todos os doentes incluídos (n=19).

Tabela I: Dados demográficos e sinais clínicos dos doentes com enfarte da medula espinal

| Doente | Idade ( anos ) | Género | Quadro clínico |
| --- | --- | --- | --- |
| 1 | 50 | H | Síndrome de Brown Sequard Nível sensorial D4 |
| 2 | 69 | H | Dor interescapular Paraplegia Nível sensorial C5 Retenção urinária |
| 3 | 22 | F | Dor interescapular Tetraplegia flácida Nível sensorial C5 Retenção urinária |
| 4 | 64 | H | Tetraplegia flácida Dor torácica constritiva espontânea em repouso com |

| | | | irradiação para a mandíbula |
|---|---|---|---|
| 5 | 68 | H | Paraplegia flácida Síndrome de Sequard castanho Nível sensorial D 10 |
| 6 | 40 | F | Paraplegia flácida Nível sensorial D 6 Retenção urinária |
| 7 | 65 | H | Paraplegia flácida Nível sensorial D 6 |
| 8 | 13 | H | Paraplegia flácida isolada |
| 9 | 81 | H | Paraplegia flácida isolada |
| 10 | 63 | F | Paraparesia flácida Síndrome do cordão posterior Nível sensorial D 6 |
| 11 | 60 | F | Queimadura retro-esternal Tetraplegia flácida Nível sensorial D4 Retenção urinária |
| 12 | 71 | H | Paraparesia isolada |

| 13 | 20 | F | Tetraparesia predominantemente na EM Dor no pescoço<br><br>Nevralgia cervical C5-C6<br>Síndrome de Brown sequard |
| 14 | 68 | H | Paraplegia flácida isolada |
| 15 | 52 | F | Paraplegia flácida isolada |
| 16 | 25 | H | Formigueiros 2MI<br><br>Tetraplegia flácida<br><br>Nível sensorial D3-D4<br><br>Retenção urinária |
| 17 | 78 | F | Tetraplegia flácida<br><br>Sem nível sensorial |

| 18 | 41 | H | Dor nos membros inferiores |
| | | | Paraplegia |
| | | | Nível sensorial D10 |
| | | | Retenção urinária |
| 19 | 64 | F | Dor nos membros superiores |
| | | | Tetraplegia flácida |
| | | | Retenção urinária e cessação da matéria e |
| | | | gás |

### 3. Dados radiológicos

A ressonância magnética da medula espinal foi efectuada em 16 casos. Foi normal em 2 casos.

A RM foi efectuada na fase sub-aguda em todos os doentes, com um tempo médio de conclusão após a apresentação clínica de 48,35 horas.

Foi efectuada uma RM de seguimento em 2 casos da nossa série após 15 dias e 3 meses, respetivamente, do início dos sinais clínicos (doentes n'3 e n'6). Mostrou o mesmo aspeto que a RM inicial no primeiro caso e atrofia da medula espinal no segundo doente.

Os enfartes localizavam-se na medula dorsal em 12 doentes (63%), na medula lombossacra em 2 doentes e na medula cervical em 5 doentes. O sinal do olho de coruja foi observado em 3 casos (Figura 6).

O envolvimento foi centromedular em 11 casos (Figura 2), lateral em 3 e posterior nos restantes.

As sequências T1 mostraram tumefação da medula em 73% dos casos e hipersinal em T2 em todos os casos (Figura 1).

As sequências de difusão em 3 doentes mostraram uma lesão de hipersinal com ADC baixo (Figura 3).

A correlação do nível da lesão foi encontrada em 84% dos casos.

O enfarte do corpo vertebral foi observado em apenas 6 dos 19 casos.

As figuras 1, 2 e 3 representam a ressonância magnética do doente 3.

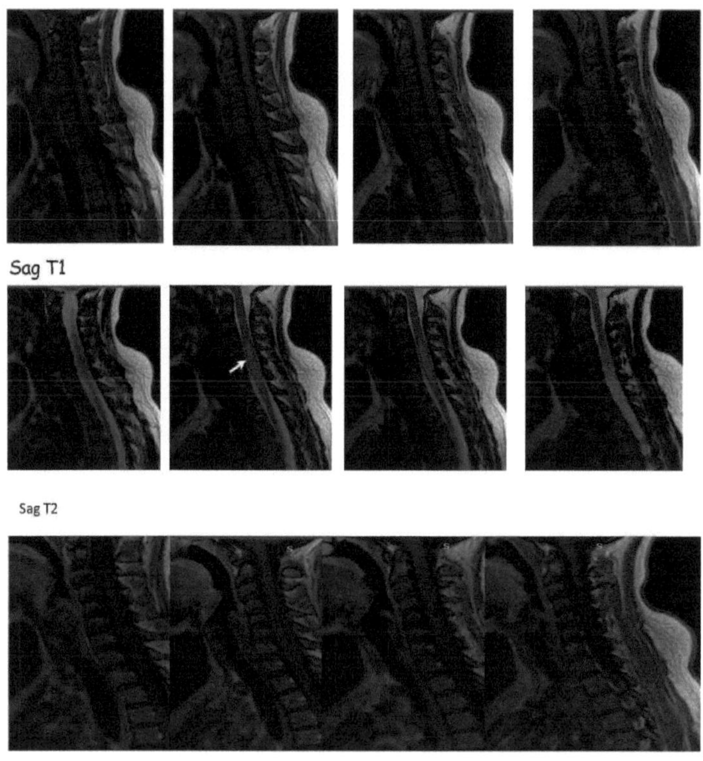



Figura 1: Lesão ignal em T1, lesão hipersinal em T2 sem contraste alargado de C4 a T1.

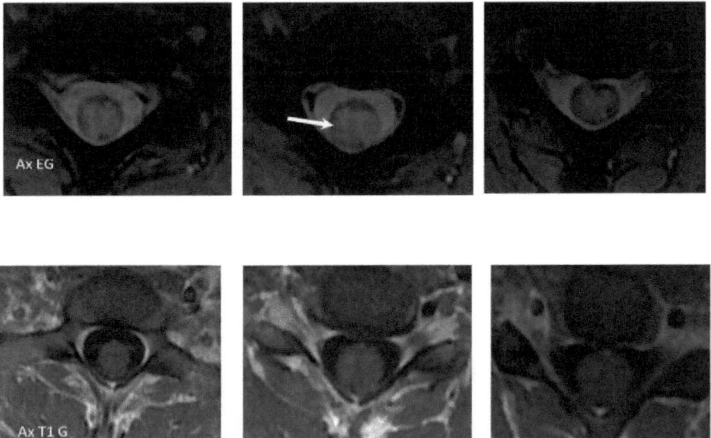

Figura 2: Ressonância magnética da medula espinhal em cortes axiais gradiente eco e T1 com injeção de gadolínio mostrando uma lesão centromedular em hipersinal T2 sem captação de gadolínio.

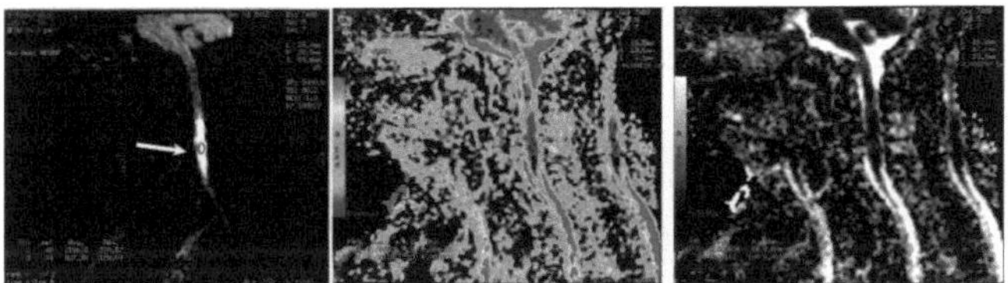

Figura 3: Corte sagital de RM da medula espinhal na sequência de difusão mostrando uma lesão em hipersinal de difusão com restrição do coeficiente do ADC estendida de C4 a T1.

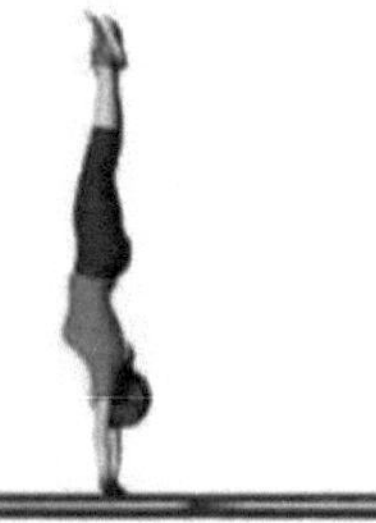

Figura 4: Treino para um desporto de fundo com a duração de 4 horas: parada de mão invertida

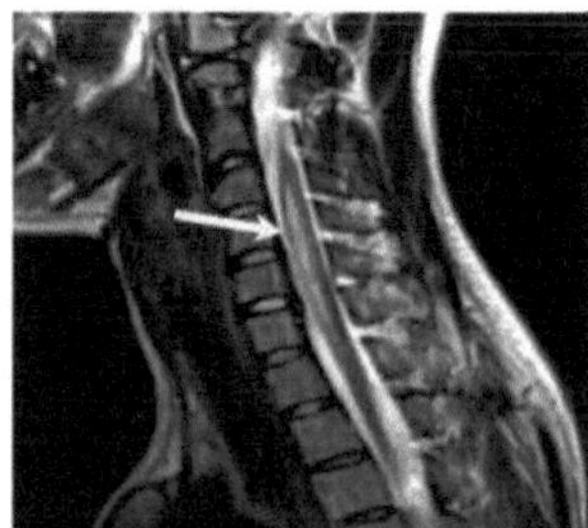

Figura 5: Secção sagital: lesão de hipersinal em T2 de C5 e C7.

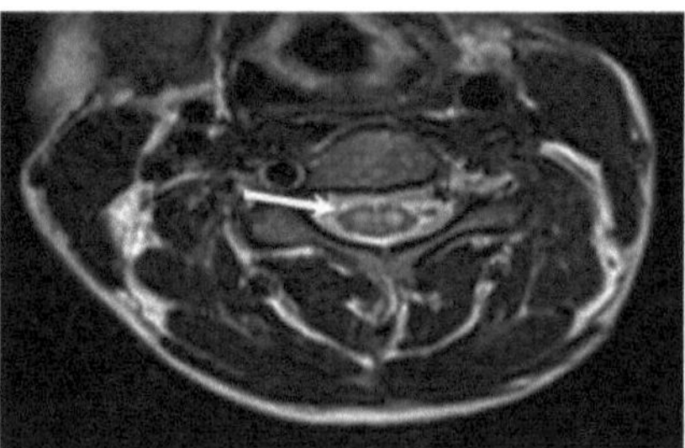

Figura 6: Secção axial: hipersinal em T2 com envolvimento predominante da substância cinzenta anterior, dando o aspeto de uma lesão em "olho de mocho" (seta).

IM cervical em T2 de uma mulher de 20 anos que apresentou de forma aguda, durante uma sessão de ginástica (treino para o bacharelato desportivo que durou 4 horas: parada de mão invertida (Figura 4), tetraparesia flácida predominando nos membros superiores, dor cervical súbita, intensa e aguda com nevralgia cervical C5-C6. O exame neurológico revelou uma síndrome piramidal dos membros inferiores, reflexos agudos e sinal de Babinski, bem como sensibilidade espinotalâmica hemicorporal direita. O exame sensorial profundo era normal. Os exames laboratoriais, incluindo o valor da VHS, os valores da proteína C-reactiva e os exames imunológicos, foram normais. A análise do LCR foi normal. A ressonância magnética da medula espinal mostrou um hipersinal T2 de C5 a C7 (Figura 5) com um aspeto de olho de coruja (Figura 6). Os estudos serológicos de herpes 1, citomegalovírus, toxoplasmose, rubéola, micoplasma, clamídia pneumoniae e Epstein-Barr no sangue e no líquido cefalorraquidiano (LCR) foram negativos. Os potenciais evocados visuais eram normais. O ETT, o ETE e o angioscan torácico foram normais. O diagnóstico de síndrome do surfista foi aceite. O doente foi tratado com um bólus de solumedrol durante 3 dias, seguido de prednisona oral na dose de 1 mg/kg/dia. Verificou-se uma resposta parcial ao corticosteroide (melhoria parcial do défice motor dos MI.

## 4. Etiologias

A investigação etiológica foi orientada pelo contexto e pela presença de factores de risco vascular. A investigação foi completa em 11 casos, incluindo a medição da VS, os valores de proteína C-reactiva e a investigação imunológica, com análise do LCR e estudo das serologias de herpes 1, citomegalovírus, toxoplasmose, rubéola, micoplasma, clamídia pneumoniae e Epstein-Barr. Nestes últimos casos foram efectuados ETSA, ETT, ETO e angioscanner torácico.

Nos outros casos, a AETS foi realizada isoladamente num doente com antecedentes de traumatismo cervical com dissecção vertebral (Figura 5).

No caso de um doente com lesões cutâneas sugestivas de herpes zoster, como parte da investigação etiológica, efectuámos análises ETSA, ETT,

ETO e CSF com a determinação de anticorpos anti-VZV no sangue e no CSF, sem comparar os 2.

Nos doentes 7 e 8, com falência hemodinâmica, não foi efectuada investigação etiológica, dada a gravidade do quadro, tendo o diagnóstico sido feito com base nas circunstâncias em que se desenvolveu o défice motor.

As diferentes etiologias são apresentadas na Tabela II para todos os doentes. A etiologia mais frequente do enfarte foi a aterosclerose (n=7, 36%), principalmente da aorta (Figura 10) ou estendendo-se a todos os eixos vasculares (um dos nossos doentes apresentava no angioscanner da aorta e artéria renal estenose apertada da artéria renal esquerda, oclusão total da artéria ilíaca primitiva direita, estenose pré-oclusiva da artéria ilíaca primitiva esquerda >80% e oclusão de ambas as artérias poplíteas).80% e oclusão de ambas as artérias poplíteas.

Em 2 casos, não foi encontrada qualquer etiologia, apesar de uma investigação completa. 7 doentes apresentavam pelo menos um fator de risco vascular. O fator de risco mais frequente foi a hipertensão arterial (48% dos casos). Um doente apresentava isquémia medular causada por dissecção vertebral (Figura 5). Outras etiologias raras foram encontradas na nossa série, tais como causas iatrogénicas após procedimentos de radiologia de intervenção (tratamento de hemoptise abundante por embolização), vasculites, quer infecciosas (virais) quer inflamatórias no contexto de doença lúpica. Foi considerada a hipótese de isquémia da medula óssea secundária a infeção por VZV num doente imunocompetente que apresentava lesões cutâneas na hemicéfise dorsal (Figura 10), anticorpos anti-VZV tipo IgM no LCR e hipersinal da medula óssea dorsal nas sequências T2 sem gadolínio (Figura 9).

As causas de hipovolémia medular após falência hemodinâmica aguda por enfarte do miocárdio com BAV ou hipoperfusão medular por hemoperitoneu compressivo foram observadas em 2 doentes. 2 doentes, com 64 e 81 anos, apresentaram paraplegia flácida aguda por dissecção da aorta, avaliada por angioscan da aorta (Figura 6,7,8). Entre as causas raras, encontrámos a síndrome do surfista num doente após uma sessão de ginástica.

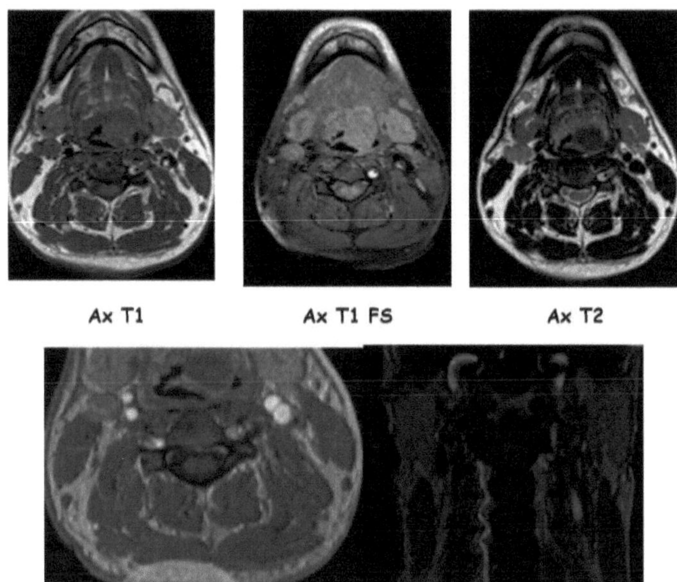



Figura 7: Hematoma parietal sob a forma de hipersinal Tl e T2 em forma de crescente, responsável pelo estreitamento do lúmen arterial residual e estenose em cadeia da porção V2 da artéria vertebral esquerda: dissecção da porção V2 da artéria vertebral.

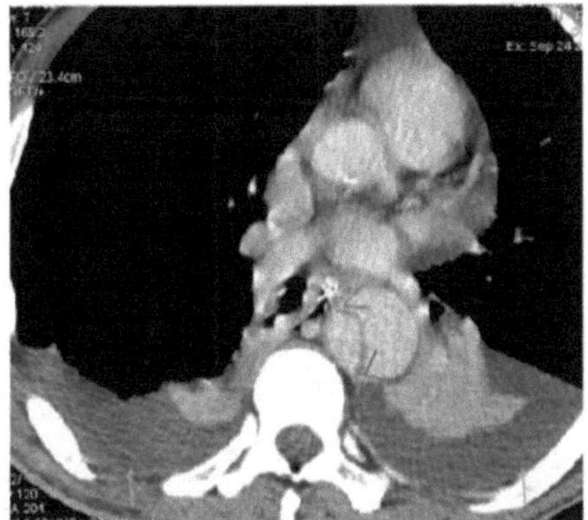

Figura 8: Secção axial de uma angiografia por TC da aorta torácica descendente a favor de uma dissecção da aorta.

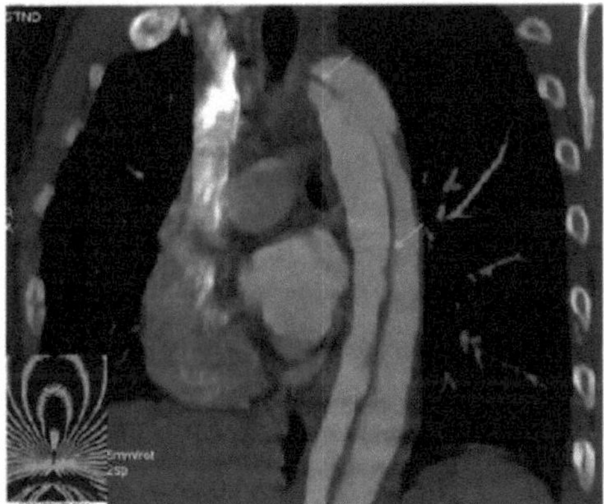

Figura 9: Reconstrução MIP oblíqua sagital de um angiograma de TC aotico mostrando um retalho intimal.

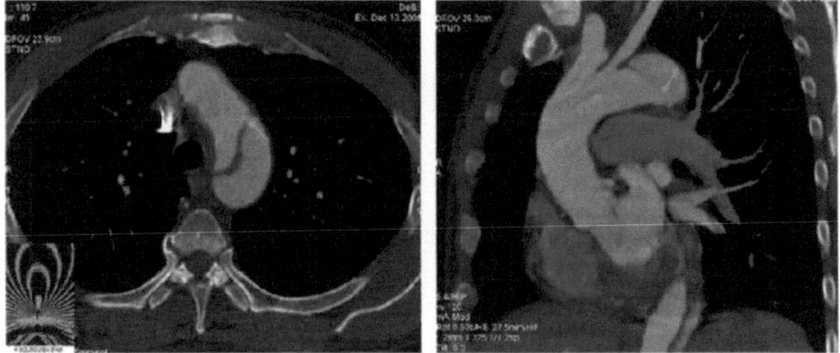

Figura 10: Secção axial e reconstrução sagital oblíqua de uma angiografia por TC da aorta passando pela aorta torácica: portal de entrada de uma dissecção num doente de 64 anos que se apresentou com paraplegia flácida e dor torácica constritiva espontânea em repouso às 17 horas com irradiação para os maxilares.

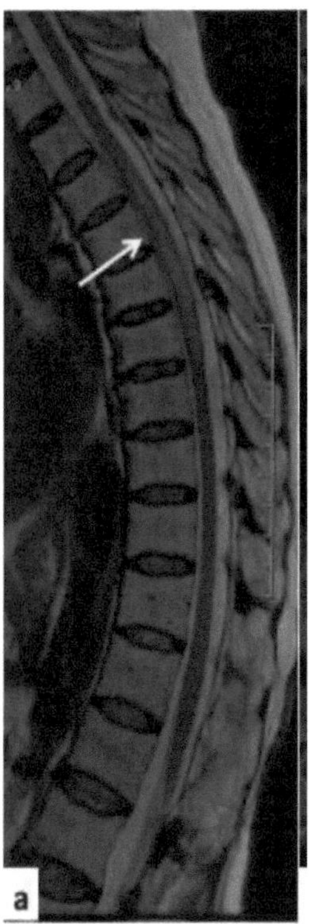

Figura 11: Corte sagital em sequência T2 mostrando uma lesão com hipersinal em T2 na medula espinhal de D4 a D7.

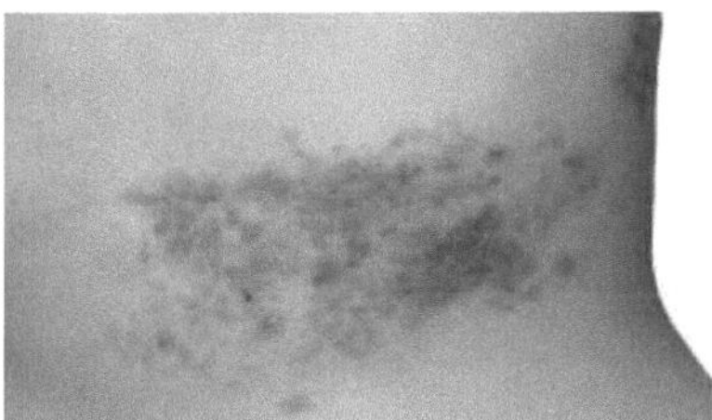

Figura 12: Lesão cutânea vesicular da hemicinta torácica a favor de uma lesão causada por herpes zoster.

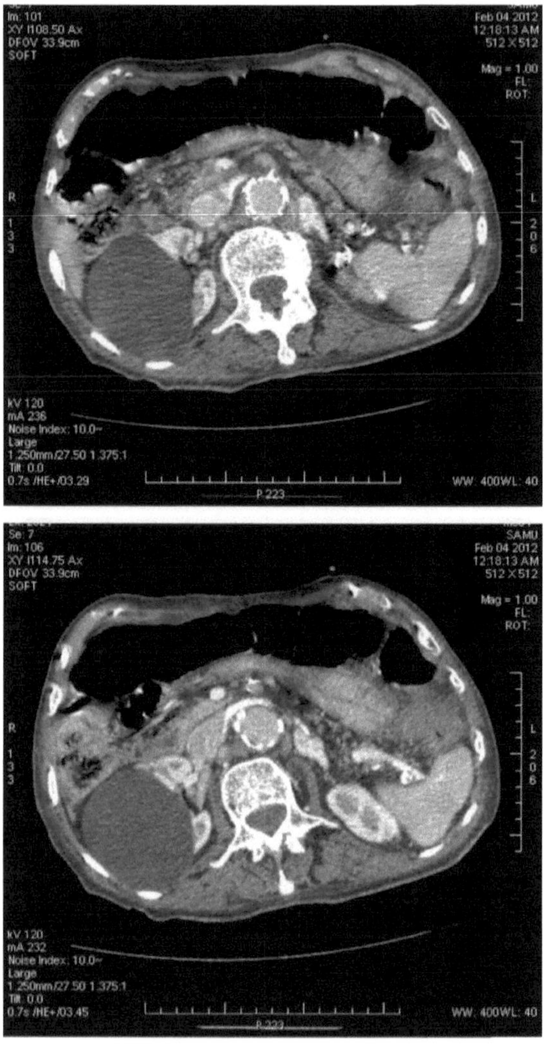

Figura 13: Secção axial de angioscan mostrando aterosclerose na aorta

## 5. Tratamento

Sete doentes (43,75%) foram tratados com um antiagregante plaquetário na fase aguda do enfarte.

Foi iniciada anticoagulação curativa num doente após dissecção vertebral extracraniana e um doente estava a ser tratado por embolia pulmonar. Seis doentes receberam corticosteróides intravenosos na fase aguda, na dose de um grama de metilprednisolona em bólus, com uma duração de 3 a 5 dias. O doente com hemoperitoneu recebeu uma transfusão de sangue para tratamento do choque e os 2 doentes com dissecção da aorta foram tratados com anti-hipertensores e analgésicos. O doente com lúpus eritematoso sistémico foi tratado com corticosteróides e o doente com herpes zoster foi medicado com Zovirax.

Observámos uma disparidade no curso de ação terapêutica em função do local de hospitalização dos doentes. A equipa do CHU Sousse prescreveu bolus de corticosteróides em 5 de 6 casos, enquanto que os doentes do CHU Habib Bourguiba Sfax utilizaram antiagregantes em 7 de 13 casos. A utilização de antiagregantes não foi correlacionada com a etiologia do enfarte (**Tabela 2**).

Foi prescrita anticoagulação para prevenir o tromboembolismo venoso a todos os doentes.

Foi iniciado um tratamento para a dor neuropática num doente que continuava a sofrer de dores fortes.

## 6. Evolução clínica e factores de prognóstico

Cinco doentes (26%) faleceram durante a fase aguda. O tempo médio entre o enfarte e a morte foi de 26 dias (2-65 dias). Um doente teve um enfarte secundário a uma dissecção da aorta pós-cirúrgica. 2 doentes faleceram por choque hipovolémico com falência multivisceral. Num dos cinco doentes, a causa do enfarte foi indeterminada e não foi efectuada autópsia.

Dos 14 sobreviventes, 4 foram transferidos para um hospital regional. Por fim, 10 doentes tiveram alta diretamente para casa após a hospitalização. A duração média da hospitalização aguda foi de 17 dias. 31% dos doentes estavam a caminhar de forma independente (**Figura 14**). 4 (21%) estavam a continuar a reabilitação. Destes doentes, 2 desenvolveram úlceras de pressão de 3º grau que foram tratadas cirurgicamente com enxertos de pele e evoluíram bem. Um doente continuou a sofrer de dores neuropáticas incapacitantes, necessitando de tratamento com carbamazepina, pregabalina e um antidepressivo tricíclico, sem melhorias. As perturbações vesico-esfincterianas exigiram cateterização urinária intermitente em 2 doentes. O género não influenciou a evolução do enfarte. A idade precoce foi um bom fator de prognóstico. Encontrámos uma correlação entre a extensão do défice motor inicial e o grau de recuperação do défice motor, bem como a causa do enfarte do miocárdio. Dos 7 doentes com perturbações vesico-esfincterianas, 2 permaneceram acamados. Não encontrámos correlação entre os sintomas clínicos iniciais (dor) e os achados do exame neurológico (presença ou ausência de envolvimento sensorial profundo ou nível sensorial), a área de envolvimento e o prognóstico da patologia. Também não encontrámos correlação entre o aspeto da RM (localização sagital ou axial da lesão, extensão da lesão) e o prognóstico da doença. A etiologia foi o único fator de prognóstico. Os doentes com vasculite infecciosa ou imune responderam bem ao tratamento, tal como os 2 casos de dissecção vertebral e síndrome do surfista.

A evolução do enfarte do miocárdio causado pela aterosclerose é imprevisível.

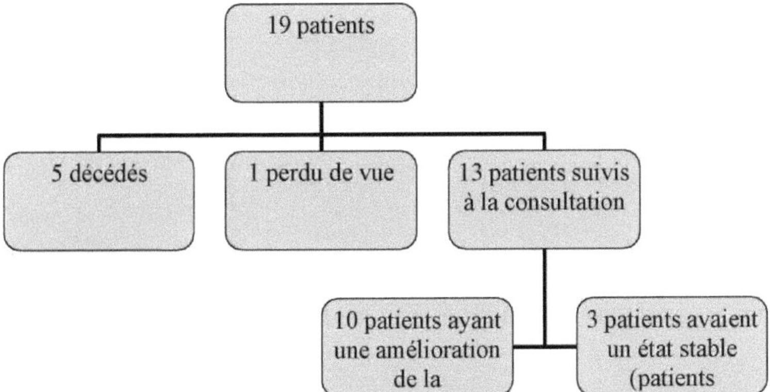


Figura 14: Gráfico de progresso do doente

Tabela II: Progressão de acordo com a etiologia e o tratamento recebido

| P | Etiologia | Tratamento | Evolução |
|---|---|---|---|
| 1 | Procedimentos de radiologia de intervenção (tratamento da hemoptise profusa por embolização) | Carbamazepina, Rivotril, Anafranil, Pregabalina | Persistência de dor neuropática incapacitante<br>Marcha independente |
| 2 | Vasculopatia secundária à infeção por VZV | Zovirax (10mg/kg/8H) X 21 dias Metilprednisolona (1 g/d X 3 dias) | Melhoria parcial do défice motor<br>Andar autónomo |
| 3 | Dissecção da coluna vertebral | Anticoagulante | Melhoria parcial do défice 2 motores MS<br>Estável |
| 4 | Dissecção da aorta (Figura 10) | Analgésico Anti-hipertensivo | |
| 5 | Aterosclerose | Anti-agregante (Aspirina) | |
| 6 | Lúpus eritematoso sistémico | Anti-agregante (Aspirina)<br>Terapia com corticosteróides | Melhoria<br>Andar autónomo |
| 7 | Insuficiência hemodinâmica aguda devido a um IDM com BAV | Anti-agregantes (Aspirina, Plavix) | Mortes |
| 8 | Hipoperfusão medular após hemo peritoneu compressivo | Transfusão de sangue<br>Tratamento do choque hemorrágico e do hemoperitoneu | Mortes |
| 9 | Dissecção da aorta | Tratamento anti-hipertensivo | Mortes |
| 10 | Aterosclerose | Anti-agregador | Melhoria |
| 11 | Aterosclerose | Anti-agregador | Andar autónomo<br>Estável |
| 12 | Aterosclerose | Anti-agregador | Melhoria |

| | | | |
|---|---|---|---|
| 13 | Síndrome do surfista | Metilprednisolona (1g/d X 5d ) | Andar autónomo Melhoria |
| 14 | (sessão de ginástica) | | Andar autónomo |
| 15 | Indeterminado Aterosclerose | - Anti-agregador | Mortes Melhoria do défice motor em |
| 16 | Indeterminado | | 10 dias |
| 17 | Aterosclerose | - Metilprednisolona (1g/d X 5d ) | Recuperação do défice motor nos 2 EM Em 1 mês, persistência de um défice moderado do IM Mortes |
| 18 | Aterosclerose | Metilprednisolona (1g/d X 5d ) | Melhorar as capacidades motoras de um |
| 19 | Indeterminado | Metilprednisolona (1g/d X 5d ) | lado. Incapacidade de andar ao fim de 1 mês Melhoria parcial do défice motor em 25J |

# DISCUSSÃO

## 1. Dados demográficos

A idade média da nossa população é comparável à das populações da literatura, variando entre 54 anos na equipa de Sèze et al. e 73 anos no estudo de Kumral et al. ([1], [2]).

O rácio entre os sexos difere de um estudo para outro, mas 7 estudos, como o nosso, mostram uma predominância masculina de IM [3].

Não foi apresentada nenhuma explicação para este predomínio do sexo masculino. A importância da origem ateromatosa dos enfartes no nosso estudo poderia ser uma hipótese para explicar esta sobre-representação dos homens, uma vez que o sexo masculino é um fator de risco vascular. No entanto, este predomínio da origem ateromatosa não é encontrado noutros estudos que identificam um predomínio masculino [3].

## 2. Sintomas clínicos

O sintoma mais comum em todos os estudos, incluindo o nosso, é o envolvimento do território da artéria espinhal anterior ([4], [5]). A fragilidade do território da artéria espinhal anterior pode ser explicada pela natureza única desta artéria e pelo menor número de artérias radiculo-medulares que a irrigam na sua porção torácica, comparativamente com as artérias espinhais posteriores. Tal como no nosso estudo, estes enfartes tendem a localizar-se mais frequentemente no segmento torácico inferior da medula espinhal [6]. Estes enfartes apresentam-se geralmente com dor intensa ao mesmo nível do enfarte e com comprometimento sensitivo superficial abaixo do local do enfarte [7].

A incapacidade funcional dos nossos doentes parece ser da mesma gravidade que a descrita na literatura. De facto, 14 doentes ou 73% da nossa população apresentavam um défice total na fase aguda, enquanto que na literatura esta intensidade se encontra entre 42% e 75% das populações descritas (**[1]**, **[4]**). Este facto pode estar relacionado com a proporção semelhante de doentes com envolvimento da artéria espinhal anterior na nossa população (84% na nossa série, contra 72,7% em Cheng et al. **[8]**).

Cerca de metade dos nossos doentes (7 doentes ou 37%) tinham um cateter urinário na fase aguda do enfarte. Comparativamente com a literatura 90, a nossa população apresenta uma menor frequência de alterações esfincterianas. De facto, a necessidade de cateter urinário esteve presente em 79,8% dos doentes em Robertson et al. e em 54% dos doentes em New et al (**[3]**, **[9]**).

A sintomatologia dos distúrbios vesico-esfincterianos depende do nível da lesão medular e se os sistemas vegetativos simpático e parassimpático estão ou não afectados a esse nível. Relativamente ao uso de laxantes, 9 dos nossos doentes (47,36%) tomavam-nos. No estudo de New et al, 33 doentes (77%) estavam a tomar laxantes à data da alta hospitalar e 2 doentes (5%) eram incontinentes anais **[9]**. A obstipação em doentes com lesão medular está relacionada com danos na inervação extrínseca, resultando numa perda de controlo do cólon com incontinência anal ou obstipação, que estão frequentemente associadas nestes doentes **[10]**. Assim, os nossos doentes têm menos envolvimento dos sistemas urinário e digestivo durante o internamento do que os encontrados na literatura.

No nosso estudo, 7 dos 19 doentes (36,84%) sentiram dor durante a hospitalização aguda. A frequência da dor na fase aguda variou entre 32 e 72% dos doentes (**[2]**, **[3]**, **[8]**). Os nossos resultados foram semelhantes aos dos doentes das séries de Kumral et al, Cheng et al e Novy et al. Apenas um doente não teve alívio espontâneo da dor durante o internamento (**[2]**, **[7]**, **[8]**). De facto, na fase aguda do nosso estudo, apenas um dos 7 doentes com dor apresentava dor intensa à data da alta hospitalar.

## 3. Sinais radiológicos

As investigações do enfarte do miocárdio devem incluir a ressonância magnética da medula espinal. No entanto, na presença de um quadro clínico típico, a confirmação radiológica não é necessária para estabelecer o diagnóstico. O contributo da imagiologia é essencial para excluir outros diagnósticos diferenciais, nomeadamente a compressão da ME. A RM pode também ser útil para diferenciar a EM de outras doenças vasculares (fístula arteriovenosa dural) ou de mielite inflamatória. A punção lombar é recomendada neste último caso para excluir uma causa inflamatória quando o quadro clínico é sugestivo. Na IM, os autores relatam a presença de uma lesão com hipersinal em T2 e FLAIR, geralmente na parte central da medula. Vargas et al ilustraram os avanços na imagiologia para a exploração da EM. Sublinharam que as sequências de difusão são as sequências chave na EM, mostrando um hipersinal de difusão com uma diminuição do coeficiente ADC sem captação de gadolínio [11]. Esta anomalia surge na fase sub-aguda, como no nosso estudo. A sua sensibilidade é muito menor na medula espinal do que no cérebro, devido ao risco de artefactos de imagem causados por canais estreitos [12]. Ocasionalmente, podem ocorrer enfartes do corpo vertebral associados a enfartes do ME, como em 6 casos do nosso estudo, pois estas duas estruturas anatómicas são vascularizadas pelas artérias intercostais [12]. Estes aspectos são observados na fase sub-aguda. À medida que o enfarte se torna mais crónico, a ME atrofia e surge a mielomalácia, o que foi observado numa RM de controlo realizada num dos nossos doentes aos 3 meses. Os enfartes da artéria espinal anterior podem assumir o aspeto descrito em 3 casos do nosso estudo como "olhos de coruja" ou "olhos de cobra" nos cortes axiais das imagens ponderadas em T2, devido à presença de hipersinal bilateral do corno anterior da substância cinzenta [4]. As sequências T1 podem ser normais ou mostrar edema da ME e hipersinal moderado da medula espinhal. Todos estes aspectos foram revelados em 73% dos casos no nosso estudo.

## 4. Etiologias

Como parte da avaliação etiológica, a imagiologia óssea desempenha um papel vital na ausência de uma causa iatrogénica óbvia. O angioscan da CIA pode ser efectuado para procurar uma dissecção da artéria vertebral. No caso de IM dorsal ou conus medullaris, o angioscan toracoabdominal tem-se revelado útil na pesquisa de um aneurisma ou dissecção da aorta. O ecocardiograma é obrigatório como parte da investigação etiológica na procura de endocardite ou de um trombo intracavitário, e o ETE pode ser utilizado para visualizar a aorta proximal e revelar uma dissecção da aorta na sua parte superior, um aneurisma ou aterosclerose. Deve ser considerado um estudo de trombofilia em doentes jovens na ausência de factores de risco vascular. Um exame imunológico e uma punção lombar estão indicados se houver suspeita de vasculite. A angiografia da medula óssea é recomendada se a investigação etiológica for negativa. Pode ser utilizada para demonstrar uma malformação vascular (malformação arteriovenosa ou fístula arteriovenosa dural), que poderia explicar a isquémia do EM devido a congestão venosa ou oclusão da artéria espinal anterior [15]. No entanto, no caso de enfarte do miocárdio com uma distribuição arterial clara, o rendimento da angiografia da coluna vertebral continua a ser baixo.

As etiologias do enfarte do miocárdio são numerosas e variam na literatura. Esta variabilidade é provavelmente função do modo de recrutamento (serviço de reabilitação, doentes pós-cirurgia da aorta, serviço de neurologia, etc.). Apenas a proporção de doentes com causa indeterminada se mantém estável, rondando os 20% nestes estudos e os 10% no nosso estudo [4].

O fator de risco mais frequente na nossa população (48%) foi a hipertensão, o que está de acordo com a maioria dos estudos sobre IM ([7], [16]). Apenas o estudo de Kumral et al. encontrou o tabagismo como o fator de risco mais frequente, imediatamente seguido da hipertensão arterial [2]. A etiologia mais frequentemente identificada é a lesão da aorta [20]. As causas desta lesão no adulto são a aterosclerose [20], a cirurgia cardíaca [17], a rotura da aorta após traumatismo, a rotura espontânea de aneurismas e a trombose. O IM após cirurgia de aneurisma da aorta toracoabdominal é, de longe, a causa mais comum [21]. Complicações degenerativas da coluna cervical com compressão da artéria radicular podem causar enfarte. Outras etiologias incluem tração para escoliose após cirurgia ortopédica [18], complicações de cirurgia cardíaca e anemia falciforme [19].

A dissecção da artéria vertebral também tem sido identificada como causa de enfarte, sendo a localização mais comum C2-C5 [22]. Numa meta-análise, 1,8% dos doentes com dissecção da artéria vertebral tinham mielopatia cervical associada [23]. Estes doentes apresentavam mais frequentemente síndrome do cordão posterior ou síndrome de Brown sequard [22].

A mielopatia do surfista foi uma das causas raras identificadas na nossa série. Estão descritos na literatura 64 casos com esta patologia [24]. O diagnóstico de enfarte não traumático, denominado mielopatia do surfista num ginasta, foi mantido nestes casos. As manifestações clínicas e o aspeto da RM do nosso paciente foram semelhantes aos relatados na literatura para a mielopatia do surfista [25, 26]. Este facto realça a importância de sensibilizar os médicos e os doentes para esta doença rara. Existem muitas hipóteses fisiopatológicas para estas condições, sendo a mais aceite a do vasoespasmo causado pela perfuração dos vasos radiculares após hiperextensão prolongada da cabeça ou pela presença de êmbolos fibrocartilagíneos [27].

O diagnóstico de EM secundária a vasculite por VZV foi feito com base num início agudo de síndrome medular associado a lesões vesiculares da pele de herpes zoster, ou com base na serologia viral, mesmo na ausência de tais lesões. A confirmação diagnóstica, antes do desenvolvimento da RM por sequência de difusão, baseava-se em estudos anatomopatológicos post-mortem com a descoberta de necrose da ME secundária a vasculite por VZV. Atualmente, a RM de difusão é utilizada em conjunto com a pesquisa de síntese intratecal de IgG anti-VZV para apoiar o diagnóstico de EM pós-VZV (a relação entre os níveis de anticorpos IgG anti-VZV no soro e os níveis baixos de anticorpos IgG anti-VZV no LCR) [28].

## 5. Tratamento

Dada a raridade desta doença e a multiplicidade de etiologias, as directrizes são raras e a investigação terapêutica permanece limitada. Não existem grandes ensaios clínicos que examinem a eficácia destes tratamentos. Num estudo recente, os autores sublinharam a importância de aumentar o fluxo sanguíneo da medula espinal. Caso contrário, o tratamento é geralmente guiado pela etiologia do IM [28]. A dissecção da artéria vertebral, como no nosso caso, deve ser tratada com anticoagulantes. Na ausência de etiologia, num doente com aterosclerose noutros territórios vasculares, o tratamento baseia-se no controlo dos factores de risco vascular, como no nosso estudo (hipertensão, diabetes, estatinas e antiplaquetários).

Na fase aguda, existem alguns relatos de casos que demonstram o benefício da trombólise EV nesta condição [29-32]. Não há estudos publicados até o momento sobre o uso de trombolíticos EV em pacientes com IM. No entanto, está em curso um ensaio clínico que examina a segurança e a eficácia dos trombolíticos IV em doentes com enfartes da artéria espinal anterior hospitalizados até 6 horas após o início dos sintomas (NCT02242084). Algumas contra-indicações são específicas do enfarte, como a dissecção da aorta, a hemorragia na EM, as malformações arteriovenosas ou a compressão da medula espinal por um tumor.

De acordo com as recomendações mais recentes, novas opções terapêuticas estão a ser implementadas, como a utilização de vasopressores e a drenagem do LCR para aumentar a perfusão do ME. Estes métodos não fazem parte do arsenal terapêutico utilizado no nosso estudo.

Esses drenos externos de LCR seriam colocados no peri-operatório e imediatamente após a cirurgia de EM ou tratamento endovascular de um aneurisma da aorta torácica, e removidos após 72 horas [33, 34]. Eles reduzem a pressão do LCR e a resistência ao fluxo sanguíneo nas artérias espinhais, aumentando assim a perfusão da EM [35]. Atualmente, está em curso um ensaio clínico aleatório para estudar o benefício da utilização da drenagem do LCR em doentes com enfarte do miocárdio após cirurgia de aneurisma da aorta. As complicações da drenagem são múltiplas, mas controláveis: lesões nervosas directas ou hematomas após a colocação do dreno, infecções e hipotensão intracraniana que leva a cefaleias e hematoma subdural [36]. Não há estudos publicados sobre o uso de drenagem do LCR para outras etiologias de IM.

Os vasopressores podem aumentar a pressão de perfusão da EM através das colaterais [37].

Na ausência destas opções terapêuticas, o tratamento passa geralmente pelo controlo dos factores de risco, sempre que possível com tratamentos antitrombóticos (antiplaquetários ou anticoagulantes) e pelo controlo dos factores de risco vascular (hipertensão, diabetes).

Existem poucos tratamentos que possam ser adaptados à etiologia. Por exemplo, a dissecção da artéria vertebral deve ser tratada com um agente antiplaquetário ou anticoagulação. Nos casos de vasculite, geralmente são indicados corticosteróides e imunomoduladores [33,34]. Esta foi a nossa abordagem terapêutica nos casos de vasculite e dissecção. A utilização de corticosteróides não está recomendada em doentes com enfarte do miocárdio não relacionado com vasculite. De facto, é prudente limitar a nossa prescrição de corticosteróides noutras etiologias.

A prescrição de estatinas ou de anti-hipertensores é mais frequente no nosso grupo de doentes. Estes dois tratamentos reflectem uma condição ateromatosa e podem ter um efeito sobre a aterosclerose aórtica em questão. No nosso estudo, os analgésicos mais utilizados foram os anti-epilépticos, provavelmente por analogia com o tratamento da dor medular pós-traumática [3].

## 6. Prognóstico

Vários estudos relataram uma redução na expetativa de vida em pacientes com IM [3,38,39].

No nosso estudo, 5 pacientes morreram (26%). Na literatura, a mortalidade varia entre 4,5% e 30% [3,38,39]. Os nossos valores são, portanto, comparáveis aos encontrados noutros estudos de EAM.

O IAM secundário à dissecção da aorta está associado a uma alta taxa de mortalidade em comparação com aqueles sem IAM [40]. No nosso estudo, um paciente com dissecção da aorta faleceu e o outro permaneceu acamado. O enfarte do miocárdio por causas iatrogénicas, num estudo de 25 casos, apresentou ligeira melhoria no seguimento em 50% dos casos. Em 25% dos casos, não houve melhora e 25% tiveram recuperação quase completa do déficit motor [40]. O nosso doente que apresentou um enfarte do miocárdio na sequência de um procedimento de radiologia de intervenção (tratamento de hemoptise profusa por embolização) recuperou bem, restando apenas uma dor neuropática intensa. Os factores de mau prognóstico incluem o envolvimento agudo grave (défice total, distúrbios vesico-esfincterianos ou envolvimento propriocetivo), o sexo feminino, a idade avançada e a ausência de melhoria nas primeiras 24 horas [16,42]. No nosso estudo, a dimensão do défice motor, a idade avançada, a etiologia e a ausência de recuperação na fase aguda foram correlacionados com um mau prognóstico. Não encontrámos associação entre o sexo, a presença de perturbações da bexiga e do intestino ou o envolvimento da medula posterior e o prognóstico.

No entanto, deve ser sublinhado que a melhoria pode ser observada mesmo anos após o incidente com reabilitação regular. Um estudo mostrou que, após um acompanhamento a longo prazo, 41% dos doentes em cadeiras de rodas no hospital tinham recuperado a sua capacidade de andar, e 33% dos doentes que tinham necessitado de cateterização vesical no hospital tinham melhorado [43,44]. Estes mesmos resultados foram revelados no nosso estudo. Estudos de acompanhamento a longo prazo relatam dor em 31-70% dos pacientes [3]. No nosso estudo, apenas um doente manteve a dor incapacitante.

A boa recuperação após o enfarte pode ser explicada por uma certa plasticidade neuronal observada em estudos [45, 46].

Os estudos de seguimento a longo prazo do enfarte do miocárdio centram-se na recuperação clínica e funcional. No nosso estudo, a evolução funcional dos nossos doentes foi favorável: aos 6 meses de seguimento, 6 doentes (31%) deambulavam de forma autónoma e 89% tinham uma função vesical e intestinal normal. Na literatura, a marcha autónoma foi relatada em 8 a 41% dos doentes à distância do enfarte [47], [48]. Trinta e um a 55% dos pacientes usavam cateter urinário de demora ou intermitente [48]. Problemas esfincterianos e vesicais exigiram cateterização intermitente em 2 dos nossos pacientes. O nosso estudo não incluiu dados sobre a disfunção erétil. Na literatura existe apenas um estudo que aborda a disfunção erétil após o enfarte do miocárdio, onde foram reportados 3 casos de comprometimento da função erétil, incluindo 2 casos de impotência, em 44 casos de enfarte do miocárdio [49].

Infelizmente, existem poucos estudos que comparem o prognóstico do enfarte do miocárdio com o de outras lesões da espinal medula. Nestes estudos, uma comparação de populações com lesão isquémica ou traumática da espinal medula mostra que os doentes com enfarte são mais velhos e mais frequentemente do sexo feminino. No entanto, não se registaram diferenças no prognóstico funcional **[50-53]**.

## 7. Limites do estudo

Como em qualquer estudo, a nossa investigação tem algumas limitações metodológicas. O número de doentes foi reduzido, apesar de termos recrutado doentes de 2 centros hospitalares universitários durante um longo período, o que pode ser explicado pela raridade desta doença.

Para completar a análise, é necessário consultar outros centros de neurologia tunisinos e mesmo do Norte de África.

# CONCLUSÃO

O IM afecta frequentemente a parte inferior do ME dorsal. A RM de difusão foi o meio mais eficaz para fazer o diagnóstico de IM.

O nosso estudo destacou etiologias raras de enfarte do miocárdio, tais como a mielopatia do surfista, o lúpus eritematoso sistémico e a vasculite pós-VZV.

Outras causas excepcionais têm sido relatadas na literatura, como a doença de Scheuermann, que causa deformidade vertebral na forma de cifose e consequente compressão das artérias circunferenciais e IM [54], e acidentes de descompressão medular.

Como parte da avaliação etiológica do enfarte do miocárdio secundário à vasculite pós-VZV, salientamos o contributo da RMN de difusão e a pesquisa de síntese intratecal.

Mesmo com uma investigação etiológica completa, a causa pode permanecer indeterminada num quarto dos casos.

Trata-se de uma complicação rara, mas grave, que exige um tratamento adequado tanto na fase aguda como na fase crónica. Pode melhorar mesmo à distância do episódio agudo, razão pela qual estes doentes devem ser monitorizados clinicamente.

Embora não existam atualmente recomendações para o tratamento do EAM, o controlo dos parâmetros hemodinâmicos através de vasopressores, drenagem do LCR e trombólise nas 6 horas seguintes ao início dos sintomas permitiria uma melhor gestão do EAM. Estão em curso outros ensaios terapêuticos baseados na ativação do Nrf2 [55].

Os principais factores de mau prognóstico no nosso estudo foram a extensão dos défices motores nas primeiras 24 horas e a ausência de melhoria após a fase aguda, bem como a idade avançada e, naturalmente, a natureza grave e potencialmente fatal da patologia subjacente.

Em estudos anteriores, foram incriminados outros factores de mau prognóstico, tais como o sexo feminino, a presença de distúrbios vesico-esfincterianos e o comprometimento propriocetivo.

A participação do maior número possível de centros de neurologia permitiria efetuar um estudo mais extenso, o que daria maior legitimidade aos nossos resultados graças a uma maior amostra de doentes, mas também para chegar a um consenso terapêutico, que ainda está longe.

# REFERÊNCIAS

1.	**de Seze**, M., et al, [Prognóstico funcional da paraplegia por isquémia do cordão umbilical: estudo retrospetivo de 23 pacientes]. Rev Neurol (Paris), 2003. 159(11): p. 103845.

2.	**Kumral**, E., et al, Spinal ischaemic stroke: clinical and radiological findings and short-term outcome. Eur J Neurol, 2011. 18(2): p. 232-9

3.	**Robertson**, C.E., et al, Recovery after spinal cord infarcts: long-term outcome in 115 patients. Neurology, 2012. 78(2): p. 114-21.

4.	**Nedeltchev**, K., et al, Long-term outcome of acute spinal cord ischemia syndrome. Stroke, 2004. 35(2): p. 560-5.

5.	**Cheng**, M.Y., et al, Infarto da medula espinhal em pacientes chineses. Características clínicas, factores de risco, imagiologia e prognóstico. Cerebrovasc Dis, 2008. 26(5): p. 502-8.

6.	**Struhal** W., et al, Sintomas clínicos centrais da isquemia da artéria espinal posterior. Eur Neurol, 2011.65(4): p. 183-186

7.	**Novy**, J., et al, Spinal cord ischemia: clinical and imaging patterns, pathogenesis, and outcomes in 27 patients. Arch Neurol, 2006. 63(8): p. 111320.

8.	**Ogawa** K1, Suzuki Y2, Oishi M2, Kamei S2.Estudo clínico de 46 pacientes com infarto medular lateral. Stroke Cerebrovasc Dis. 2015 May;24(5):1065-74.

9.	**New**, P.W. e C.L. Mc Farlane, Série de casos retrospectivos de resultados após enfarte da medula espinal. Eur J Neurol, 2012. 19(9): p. 1207-12

10.	**Calabro RS**. et al. Estimulação do nervo pudendo: uma ferramenta potencial para a disfunção intestinal neurogénica. Neurourol Urodyn, 2013. 9999: p 1-2.

11.	**Vargas MI**, Gariani J, Sztajzel R et al (2015) Spinal cord ischemia: practical imaging tips, pearls, and pitfalls. AJNR Am J Neuroradiol 36:825-830.

12.	**Wrigley PJ**, et al, A dor neuropática de longa duração após lesão da medula espinhal é refractária à estimulação transcraniana por corrente contínua: Um ensaio controlado aleatório. Pain, 2013. 4 de julho.

13.    **Kister I**, Johnson E, Raz E, Babb J, Loh J, Shepherd TM. Achados específicos de ressonância magnética ajudam a distinguir a mielite transversa aguda da neuromielite ótica do infarto da medula espinhal. Mult Scler Relat Disord. 2016; 9: 62-7.

14.    **Vargasl** & B. M. A. Delattre2 & J. Botol & J. Gariani2 & A. Dhouib2 & A. Fitsiori & J. L. Dietemann. Técnicas avançadas de ressonância magnética (MRI) da coluna vertebral e da medula espinhal em crianças e adultos. Insights Imaging. 2018 Jun 1. doi: 10.1007 / s13244-018- 0626-1. [Epub ahead of print]

15.    **Dogan VB** , et al. Um caso com demonstração angiográfica de oclusão isolada da artéria espinal anterior. Ideggyogy Sz. 2018. Mar 30;71(3-04)

16.    **Masson, C.,** et al, Spinal cord infarction: clinical and magnetic resonance imaging findings and short term outcome. J Neurol Neurosurg Psychiatry, 2004. 75(10): p. 1431-5.

17.    **Naess**, H. e F. Romi, Comparando pacientes com infarto da medula espinhal e infarto cerebral: características clínicas e resultados a curto prazo. Vasc Health Risk Manag, 2011. 7: p. 497-502.

18.    **Reisner** A, Gary MF, Chern JJ, Grattan-Smith JD et al. Infarto da medula espinhal após trauma menor em crianças: embolia fibrocartilaginosa como causa putativa. J Neurosurg Pediatr, 2013. 11:445-450

19.    **Lewis SJ,** Gray R, Holmes LM et al. Alterações neurofisiológicas na correção da deformidade da escoliose idiopática do adolescente com tração crânio-femoral intra-operatória, Spine. 2013; 6: 1627-1638

20.    **Do-Dai,** D.D., et al, Magnetic resonance imaging of intramedullary spinal cord lesions: a pictorial review (Ressonância magnética das lesões intramedulares da medula espinal: uma revisão pictórica). Curr Probl Diagn Radiol, 2010. 39(4): p. 160-85.

21.    **Buth J,** Harris PL, Hobo R, van Eps R, Cuypers P, Duijm L, Tielbeek X. Complicações neurológicas associadas à reparação endovascular da patologia da aorta torácica: incidência e factores de risco. Um estudo do registo do European Collaborators on Stent/Graft Techniques for Aortic Aneurysm Repair (EUROSTAR). J Vasc Surg. 2007;46(6):1103-10.

22.    **Hsu CY**, Cheng CY, Lee JD, Lee M, Huang YC, Wu CY, et al. Características clínicas e resultados do enfarte da medula espinal após dissecção da artéria vertebral: uma revisão sistemática da literatura. Neurol Res. 2013;35(7):676-83. 20.

23.    **Watts J,** Box GA, Galvin A, Van Tonder F, Trost N, Sutherland T.Ressonância magnética de lesões intramedulares da medula espinhal: uma revisão pictórica. J Med Imaging Radiat Oncol. 2014 Out;58(5):569-81

24.    **Chang CW**, Donovan DJ, Liem LK, O'Phelan KH, Green DM, Bassin S, et al. Mielopatia dos surfistas: uma série de casos de 19 surfistas novatos com mielopatia não traumática. Neurology. 2012;79(22):2171-6. 25.

25.    **Thompson TP**, Pearce J, Chang G, Madamba J. Surfer's myelopathy. Spine. 2004;29(16):E353-6. 26.

26.    **Freedman BA**, Malone DG, Rasmussen PA, Cage JM, Benzel EC. Mielopatia do surfista: uma forma rara de infarto da medula espinhal em surfistas novatos: uma revisão sistemática. Neurosurgery. 2016;78(5):602-11.

27.    **Dillen WL,** et al. Mielopatia do surfista: uma apresentação rara numa ginasta adolescente e revisão da literatura. J Clin Neurosci. 2018 (artigo no prelo)

28.    **Maria A**. Nagel et al, Atualização sobre a Vasculopatia do Vírus da Varicela Zoster Curr Infect Dis Rep. 2014 junho; 16(6): 407

29.    **Deena M**. Nasr, DO1,* Alejandro Rabinstein, MD et al. Infartos da medula espinhal: fatores de risco, gerenciamento e prognóstico. Curr Treat Options Neurol (2017) 19:28

30.    **Etgen T**, Hocherl C. Trombólise precoce repetida na isquemia da medula espinhal cervical. J Thromb Thrombolysis. 2016;42 (1):142-5.

31.    **Muller KI**, Steffensen LH, Johnsen SH. Trombólise na síndrome da artéria espinhal anterior. BMJ Case Rep.2012;2012

32.    **Restrepo L**, Guttin JF. Isquemia aguda da medula espinhal durante a aortografia tratada com terapia trombolítica intravenosa. Tex Heart Inst J. 2006;33(1):74-7.

33.    **Rain S**, Udding J, Broere D. O agravamento clínico agudo após a administração de esteróides na mielite cervical pode revelar uma fístula arteriovenosa subdural. Case Rep Neurol. 2016;8(3):234-42.

34.    **Nasr DM**, Brinjikji W, Rabinstein AA, Lanzino G. Resultados clínicos após a administração de corticosteróides em doentes com diagnóstico tardio de fístulas arteriovenosas da coluna vertebral. J Neurointervent Surg. 2017 Jun;9(6):607-610

35.    **Sugiura J** ,Oshima H, AbeT, NaritaY, ArakiY, Fujimoto K, et al. A eficácia e o risco da drenagem do líquido cefalorraquidiano para a reparação do aneurisma da aorta

toracoabdominal: uma comparação observacional retrospetiva entre a drenagem e a não drenagem. Cirurgia cardiovascular e torácica interactiva. 2017 Abr 1;24(4):609-614

36.     **Pollock NW**, Buteau D. Atualizações na doença de descompressão. Emerg Med Clin North Am. 2017;35(2):301- 19.

37.     **Rubin MN,** Rabinstein AA. Doenças vasculares da medula espinhal. Neurol Clin. 2013;31(1):153- 81

38.     **New PW**, Mc Farlane CL. Sobrevivência após infarto da medula espinhal. Spinal Cord. 2013;51(6):453-6.

39.     **Rigney L**, Cappelen-Smith C, Sebire D, Beran RG, Cordato D. Síndrome isquémico não traumático da medula espinal. J Clin Neurosci: Off J Neurosurg Soc Australasia. 2015;22(10):1544-9.

40.     **Sandhu HK**, et al. Risco de mortalidade após a resolução da má perfusão da coluna vertebral na dissecção aguda. Ann Thorac Surg. 2018 Mar 17. pii: S0003-4975 (18) 30364-3. doi: 10.1016 / j.athoracsur.2018.02.035. [Epub ahead of print]

41.     **Moulakakis KG**, et al. Isquemia da medula espinhal após reparo endovascular eletivo de aneurismas da aorta infrarrenal: uma revisão sistemática. 2018 Jun 6. pii: S0890-5096(18)30417-5. doi: 10.1016/j.avsg.2018.03.042. [Epub ahead of print] Revisão.

42.     **Heldner MR**, Arnold M, Nedeltchev K, Gralla J, Beck J, Fischer U. Doenças vasculares da medula espinhal: uma revisão. Curr Treat Options Neurol. 2012 ;14(6):509-20. 44.

43.     **Romi F**, Naess H. Infarto da medula espinhal em neurologia clínica: uma revisão das características e prognóstico a longo prazo em comparação com o infarto cerebral. Eur Neurol. 2016;76(3-4):95-8.

44.     **Hanson SR**, Romi F, Rekand T, Naess H. Resultado a longo prazo após infartos da medula espinhal. Ata Neurol Scand. 2015;131(4):253-7.

45.     **Vuckovic A**, Gallardo VJF, Jarjees M, Fraser M, Purcell M. Predição de dor neuropática central na lesão da medula espinhal com base no classificador de EEG. Clin Neurophysiol. 2018 23 de maio; 129 (8): 1605-1617. doi: 10.1016 / j.clinph.2018.04.750. [Epub ahead of print]

46.     **Finnerup NB**, et al, Lamotrigine in spinal cord injury pain: a randomized controlled trial. Pain, 2002. 96(3): p. 375-83.

47.     **Salvador** de la Barrera, S., et al, Infarto da medula espinhal: prognóstico e recuperação em uma série de 36 pacientes. Spinal Cord, 2001. 39(10): p. 520-5.

48.     **Pelser**, H. e J. van Gijn, Spinal infarction. Um estudo de acompanhamento. Stroke, 1993. 24(6): p. 896-8.

49.     **Cheshire,** W.P., et al, Spinal cord infarction: etiology and outcome. Neurology, 1996. 47(2): p. 321-30.

50.     **New**, P.W., et al, A population-based study comparing traumatic spinal cord injury and non-traumatic spinal cord injury using a national rehabilitation database. Spinal Cord, 2011. 49(3): p. 397-403.

51.     **Scivoletto**, G., et al, Recovery following ischemic myelopathies and traumatic spinal cord lesions (Recuperação após mielopatias isquémicas e lesões traumáticas da medula espinal). Spinal Cord, 2011. 49(8): p. 897-902.

52.     **Pouw**, M.H., et al, O resultado da isquémia aguda da medula espinal é diferente do da lesão traumática da medula espinal? Uma análise transversal do resultado neurológico e funcional numa coorte de 93 paraplégicos. Spinal Cord, 2011. 49(2): p. 307-12.

53.     **Yokoyama**, O., et al, Paraplegia after aortic aneurysm repair versus traumatic spinal cord injury: functional outcome, complications, and therapy intensity of inpatient rehabilitation. Arch Phys Med Rehabil, 2006. 87(9): p. 1189-94.

54.     **Léa chiche** et al. Isquemia da medula espinhal na doença de Scheuermann: relato de três casos. 2017, 84: 345-348

55.     **Wang L, et al**. O metano melhora a lesão de isquemia-reperfusão da medula espinhal em ratos: atividade antioxidante, anti-inflamatória e anti-apoptótica mediada pela ativação do Nrf2. Biol Med. 2017,103:69-86

# RESUMO

**O objetivo:**

O enfarte medular (IM) é grave e raro. O diagnóstico baseia-se num quadro clínico sugestivo e na ressonância magnética (RM). Os principais objectivos do nosso estudo foram identificar as etiologias bastante raras do enfarte do miocárdio, atualizar o tratamento do enfarte do miocárdio e determinar os elementos de prognóstico e as complicações do enfarte do miocárdio.

**Métodos :**

Este é um estudo retrospetivo que inclui todos os doentes seguidos no Serviço de Neurologia do CHU Habib Bourguiba-Sfax durante um período de 23 anos e 14 anos no Serviço de Neurologia do CHU Sahloul-Sousse em que o diagnóstico de enfarte do miocárdio foi mantido. Recolhemos as características clínicas, para-clínicas, terapêuticas e evolutivas de todos estes doentes.

**Resultados :**

A IM afecta frequentemente a parte inferior da medula espinal dorsal. O nosso estudo destacou etiologias raras de IM, como a mielopatia do surfista, o lúpus eritematoso sistémico e a vasculite pós-VZV. No âmbito da avaliação etiológica do enfarte do miocárdio secundário a vasculite pós-VZV, salientamos o contributo da RMN de difusão e a pesquisa de síntese intratecal. O tratamento no nosso estudo foi essencialmente etiológico. Atualmente, o tratamento baseia-se no controlo dos parâmetros hemodinâmicos com vasopressores e drenagem do LCR, tendo sido relatada na literatura a realização de trombólise nas 6 horas seguintes ao início dos sintomas.

Verificámos uma melhoria em 66,66% dos doentes, mesmo à distância do episódio agudo, o que motivou o seguimento clínico destes doentes. Os principais factores de mau prognóstico no nosso estudo foram a extensão dos défices motores nas primeiras 24 horas e a ausência de melhoria após a fase aguda, bem como a idade avançada e, naturalmente, a gravidade da etiologia subjacente. Em estudos anteriores, foram identificados outros factores, como o sexo feminino, a presença de distúrbios vesico-esfincterianos e o comprometimento propriocetivo.

**Conclusão:**

A RM de difusão foi o meio mais eficaz para fazer o diagnóstico de enfarte do miocárdio. Mesmo com uma investigação etiológica completa, a causa pode permanecer indeterminada num quarto dos casos. Trata-se de uma complicação rara mas grave que requer um tratamento adequado tanto na fase aguda como na fase crónica. Embora não existam atualmente recomendações para o tratamento do enfarte do miocárdio, os ensaios terapêuticos estão a progredir com a trombólise, a drenagem do LCR e a prescrição de vasopressores.

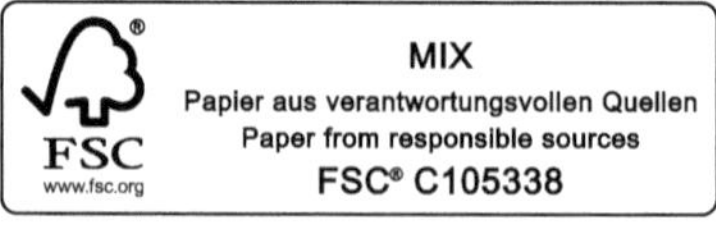

Printed by Books on Demand GmbH, Norderstedt / Germany